TRAITEMENT

DES

VÉGÉTATIONS GÉNITALES

CHEZ LA FEMME

PAR

RICHARD D'AULNAY

INTERNE A SAINT-LAZARE

PARIS

L. BATTAILLE ET Cie, ÉDITEURS

23, Place de l'École de Médecine, 23.

1893

TRAITEMENT

DES

VÉGÉTATIONS GÉNITALES

CHEZ LA FEMME

PAR

RICHARD D'AULNAY

INTERNE A SAINT-LAZARE

———

PARIS

L. BATTAILLE ET Cie, ÉDITEURS

23, Place de l'École de Médecine, 23.

—

1893

TRAITEMENT

DES

VÉGÉTATIONS GÉNITALES

CHEZ LA FEMME

Ayant remarqué la grande fréquence des végétations des organes génitaux chez la femme et la sérieuse difficulté d'éviter, après un traitement consciencieux, une récidive plus ou moins éloignée de ces hyperplasies, nous nous sommes appliqués à essayer les divers traitements connus ainsi que quelques nouveaux modes opératoires et médicaments qui nous semblent donner aujourd'hui d'excellents résultats. En dehors de cette préoccupation vers le but final, nous avons cherché par quelques examens chimiques et cliniques à reconnaître l'origine et la cause de ces hypertrophies papillaires, qui peuvent, par leur présence, amener des désordres souvent peu en rapport avec leur bénignité apparente.

En effet, l'anémie, l'infection, l'intertrigo, les ulcérations, les lymphangites et les adénites peuvent être (rarement, il est vrai) le résultat de l'insouciance hygiénique envers des organes déjà trop sujets par leurs excrétions et leurs sécrétions à se souiller eux-mêmes et à s'infecter.

Aussi, avant d'exposer les différents traitements que nous avons employés, nous ferons part de nos remarques sur quelques points pathogénétiques et sur la manière dont nous avons classé les différentes végétations suivant certaines modifications générales et organiques paraissant être leurs seules causes.

C'est ce qui nous a permis ainsi de grouper les végétations en trois groupes :

1° Les unes avec la grossesse ;

2° Les autres avec les liquides irritants provenant de l'urèthre, du vagin et de l'anus ; (blennorrhagie le plus souvent).

3° Enfin d'autres avec une dyscrasie, tels que le diabète et la tuberculose.

Quoique les auteurs classiques citent dans l'étiologie de ce néoplasme, les syphilides papulo-érosives qui maintiennent une humidité constante sur des terrains souvent propices à la pullulation, il ne nous paraît point que la syphilis puisse avoir des relations de cause à effet avec les végétations-types.

Jusqu'à présent, nous n'avons point trouvé de cas de végétations-types dues exclusivement aux lésions de cette spécificité. Dans tous les cas observés, nous avons rencontré des végétations à côté de plaques muqueuses, mais toujours chez des blennorrhéiques avérées, ou encore des plaques muqueuses simplement végétantes.

Dans la grossesse, les végétations prédominant exclusivement vers la partie la plus déclive de la vulve et du périnée, nous avons fait chez différentes femmes enceintes l'examen des organes génitaux, et tout particulièrement celui du vagin. Le toucher a donné presque toujours la sensation rugueuse et mamelonnée de la vaginite granuleuse, première étape de l'inflammation de cet organe, atteint de blennorrhagie, ou privé de soins de propreté. L'examen au spéculum, en général, a montré une forte congestion de la muqueuse, recouverte d'une quantité minime de liquide leucorrhéïque donnant à l'application d'un papier bleu de tournesol une légère réaction acide. Etait-ce le résultat d'une blennorrhagie méconnue ou d'une simple inflammation ? L'examen bactérioscopique n'ayant pu être pratiqué, nous ne pourrions le dire. Cependant, dans plusieurs cas, d'après la vue et l'abondance journalière du liquide, la leucorrhée gravidique nous semble dans cette forme être parfois la seule cause.

Chez dés blennorrhagiques et blennorhéiques de l'urèthre, du vagin et de l'anus, où l'on a retrouvé nettement les gonocoques de Neissier, le pus verdâtre a toujours rougi plus ou moins le tournesol. Pour les diabétiques où il n'y a pas, à proprement parler, de liquides morbides recouvrant la muqueuse génitale, c'est dans l'urine que hotre examen chimique s'est porté. Et toujours nous avons vu le tournesol décéler une urine acide. La même réaction s'est produite avec le secretum des organes génitaux, provoqué par le prurit et le grattage occasionné tous deux par le passage fortuit de l'urine. Nos recherches n'ont pu malheureusement se tourner vers les végétations génitales des sujets atteints de tuberculose vésicale, et qu'a signalées M. Terrillon.

Seul le magma pyoïde qui recouvrait la vulve, les petites lèvres et le périnée a parfois bleui le papier rouge de tournesol. Il existe donc une blennorrhagie à type alcalin, comme le prétendent Freixas et Aubert? Nullement. Le pus blennorrhagique pur est toujours acide, surtout dans l'urèthre où il atteint son maximum de pureté. Les quelques cas d'alcalinité que nous avons rencontrés ont disparu avec l'hygiène, alors que le pus blennorrhagique, à la faveur des mêmes soins, a toujours persisté dans son acidité. Ces faits d'alcalinité, d'après nos recherches s'observent chez les femmes, où les soins minutieux de propreté ont été fortement négligés et chez celles dont le smegma ou sebum des organes génitaux est fréquemment renouvelé. On peut admettre, en effet, que cette hypersécrétion glandulaire, au contact des ferments aériens ou de la putréfaction, forme des butyrates et des caprylates et qu'elle se transforme par la suite en produits ammoniacaux, pour devenir franchement alcaline. Cette réaction se montre surtout avec le plus d'évidence, au niveau des orifices des glandes sébacées et dans leur voisinage.

C'est ainsi ce qui fait que l'on rencontre chez une même femme atteinte de blennorrhagie des zones alcalines à côté d'autres franchement acides et que cette acidité persistante, n'en reste pas moins, dans ces cas, l'effet de la blennorrhagie et la cause des végétations.

Après ces recherches microscopiques, nous souvenant des

analogies avec les verrues dont quelques savants étrangers ont réussi à trouver comme pour le cancer, les coccidies, et dont Cornil et Babès ont mis à découvert le bactérium porri expliquant ainsi la contagiosité et l'inoculabilité, nous avons à différentes reprises tenté de retrouver histologiquement dans les végétations de la zone génitale les éléments soi-disant contagieux. Et toujours nos essais restèrent infructueux.

Déjà Aubert, à la Société médicale de Lyon, en 1884, avait émis l'opinion de la contagion des végétations, mais sans rien pouvoir préciser. Par contre, Melchior Robert, expérimentant sur lui-même l'application directe et réitérée de végétations sous son prépuce, avait été plus affirmatif et avait rejeté la contagion.

Devant notre insuccès et dans l'ignorance de faits certains en faveur du contage bactérien, nous nous permettons de considérer les végétations comme *des produits hyperplasiques du derme dus aux irritations chimiques et mécaniques de liquide de natures diverses.*

I. — Traitement local.

Le traitement des végétations doit tendre, en général, à neutraliser d'abord le liquide acide, tarir les écoulements, isoler les parties, prévenir l'inflammation et enfin les détruire par flétrissure progressive, ou instantanément par le fer ou par le feu. Souvent des soins minutieux de propreté ont seuls suffi à la régression ou à l'arrêt de développement des néoplasmes. Aussi ne devra-t-on jamais s'en prévaloir et s'arrêter à ces moyens anodins, en méprisant la thérapeutique active, qui seule peut donner des résultats à peu près certains.

I° VÉGÉTATIONS DE LA VULVE, DU PÉRINÉE ET DE L'ANUS.

Poudres astringentes. — Connues de tout temps, les carnosités de la blennorrhée et de la syphilis ont été traitées au moyen âge par des poudres astringentes et vésicantes. Ambroise Paré, qui a traité la question des carnosités dans ses Œuvres, indique un mélange d'ocre et de poudre de sabine, qui eut, durant des siècles, la faveur des praticiens.

Swediaur, appliquant le principe, préconise le mélange suivant :

Poudre de sabine. . . . . } ââ
Alun calciné . . . . }

Moyen excellent, d'après cet auteur, pour les petites végétations sessiles molles et humides, isolées ou étalées en plaques.

Mauriac recommande toujours, avant la double application journalière de ce mélange, de laver et de frotter les végétations assez fortement pour en détacher la couche épidermique. Au bout de 4 à 5 jours, les végétations sont friables et les malades peuvent les enlever avec les ongles. Tel n'est pas l'avis d'Alph. Guérin, qui trouve ce moyen long et fort capricieux.

Langlebert, reprenant la formule, l'a modifiée comme il suit :

Sabine. . . . . }
Alun calciné. . . . . } ââ   V parties.
Calomel. . . . .   2 grammes.
Sublimé. . . . .   0.05 centigr.

Et il ajoute que le procédé n'a chance de réussir que lorsque les végétations sont de formation récente et de petit volume.

En dehors de ces astringents, on a bien des fois essayé, avec des succès temporaires et variés, l'application de vésicants, comme la teinture de cantharide et la poudre de cantharides. Peu sûrs, tous ces moyen sont été rejetés de la pratique courante de ces dernières années et replongés dans l'oubli le plus profond.

Antiseptiques. — Nous avions pensé tout d'abord de faire des caustiques et des antiseptiques des chapitres différents ; mais aujourd'hui, n'est-il pas admis que les caustiques, par leur action nécrobiotique, sont des antiputrides au plus haut degré et que les divers corps antiseptiques connus passent pour être des caustiques de degré foncièrement atténués. Ce n'est, comme on le voit, qu'une affaire de concentration. A l'appui de cette remarque, qui est loin d'être une vue de l'esprit, nous citerons l'acide phénique, qui, concentré, est un caustique potentiel sérieux, et qui, en solution, est demeuré vingt ans le roi des antiseptiques. Bon nombre d'autres acides peuvent être considérés sous le même jour. Néanmoins malgré ce nouvel aperçu chimique, nous passerons en revue, pour l'esprit de l'ancienne méthode, les antiseptiques sous leurs aspects les plus variés.

a. *Liquides modificateurs.* — Les liquides modificateurs des végétations sont en général des bases, ou plus fréquemment encore des acides plus ou moins caustiques. Cette manière de faire est certainement celle qui a eu le plus de succès par la facilité de son application, malgré les lenteurs de la méthode et les douleurs fréquemment renouvelées. Tous les acides ont été essayés avec divers succès et ont été, à la suite, le sujet de critiques variées.

L'acide azotique monohydraté agit trop lentement. Le sublimé en solution concentrée amène des eschares douloureuses. Le chlorure de zinc, malgré son action élective, est réputé par trop anodin. Le perchlorure de fer du Codex forme une croûte brune et empêche le badigeonnage suivant d'exercer toute sa causticité. Les badigeonnages de nitrate acide de mercure agissant si rapidement sont très douloureux. Le nitrate d'argent en solution au 1/20 ou en crayon a le même défaut que le perchlorure de fer, et de plus les inconvénients de tout noircir et d'agir trop lentement.

Ciro Urriola, pour faire tomber les végétations, associe deux acides :

Acide salicylique.............	2 grammes
Acide acétique...............	30 —

Il badigeonne les végétations avec ce liquide, une ou deux fois dans les vingt-quatre heures, à l'aide d'un pinceau fin. D'après lui, 2 ou 3 badigeonnages suffiraient pour faire disparaître la plupart des végétations et la douleur le plus souvent serait insignifiante et fugitive.

Mauriac vante l'acide acétique cristallisé en solution saturée qui a, sur tous les autres acides, l'avantage de dissoudre l'épiderme et de flétrir la végétation. Sa technique opératoire peut s'exposer ainsi en quelques mots. Après avoir lavé au préalable avec une solution antiseptique quelconque, la région atteinte, il frotte les végétations sessiles, isolées ou en plaques ; puis il imbibe toute leur surface avec un morceau de bois effilé. Il renouvelle l'application chaque jour après avoir essuyé et frotté les surfaces pour en enlever les détritus de la veille. De cette façon, ce praticien n'a eu qu'à se louer de cet acide.

L'acide chromique est un des caustiques encore les plus employés et des plus anciennement utilisés contre les végétations. Dès 1857, John Marshall prônait l'acide chromique contre les végétations. Rey, la même année, rapportait qu'il n'avait aussi qu'à se louer de ce caustique. Plus près de nous Berkley Hill, dans son ouvrage sur la Syphilis et les Maladies contagieuses locales, prétendit que, malgré sa causticité énergique, l'acide chromique à cause de son application douloureuse, ne pouvait être d'un usage courant. Par contre Cadell, dans l'*Edimburg-Journal* de 1883, soutient que la solution dont il se sert fait disparaître les végétations des parties génitales, tout en causant beaucoup moins de douleurs qu'aucun des autres caustiques chimiques.

Sa solution est ainsi composée :

Acide chromique.........	6 gr. 40.
Eau bouillie.............	28 grammes

Il fait l'application de ce caustique avec un coton fortement enroulé autour de l'extrémité d'une pince à forcipressure ; puis, il recouvre les végétations d'un coton sec.

En France, Marchal de Calvi, Verneuil, employaient couramment et depuis longtemps, l'acide chromique avec une tige de bois effilée.

Mauriac rappelle dans son article du dictionnaire, le danger qui peut résulter de l'usage des pinceaux de charpie ou de coton, qui peuvent au simple contact de l'acide, prendre feu, et exposer ainsi, à brûler la malade au lieu de la cautériser. Avec cet emploi, on a encore à redouter les douleurs considérables se répercutant sur l'état général, et l'empoisonnement possible avec vomissement dans le cas de grosse tumeur et d'application fréquente et étendue d'acide. — Aujourd'hui, on ne se sert plus guère que de l'acide chromique cristallisé, dont l'application avec une aiguille à tricoter est bien préférable à tout autre procédé pour la localisation, la rapidité de la cautérisation et la douleur.

Dans les végétations plates condylomateuses ou à larges implantations, Tommaso de Amicis, depuis 1882, préconise l'acide phénique à cause de ses propriétés antiputrides. Il se sert habituellement d'acide phénique pur devenu déliquescent ou dissous dans quelques gouttes d'alcool. L'application a lieu avec un pinceau fin. La partie cautérisée est enlevée le lendemain et une nouvelle application est faite. Le nombre de séances varie suivant l'état des parties, mais en général 3 ou 4 badigeonnages faits à un ou deux jours d'intervalle suffisent amplement. Cet acide agit là comme caustique et atrophiant, en même temps que comme désinfectant. Mais, comme toujours, il faut se méfier de l'intoxication, lorsque l'on a affaire à de vastes surfaces d'implantations, ainsi que de la douleur très vive chez certains sujets.

b. *Pâtes modificatrices*. — Cette méthode longue et peu facile à appliquer en lieu déterminé, a été longtemps le traitement favori des médecins du commencement de ce siècle. Les pâtes de Canquoin, de Vienne, carbosulfuriques, le beurre d'antimoine sont des caustiques se liquéfiant trop facilement et dépassant trop souvent les limites qu'on s'était données, pour occasionner des désordres peu en rapport avec la soi-disant excellence de la méthode. Mieux vaut donc se passer de cette thérapeutique si instable.

c. *Antiseptiques proprement dits*. — Les antiseptiques ont été appliqués dès l'apparition de la méthode, non parce que l'on voulait agir sur des micro-organismes, dont on n'avait pas encore décelé la présence, mais pour prévenir les infections locales et générales dues à la stagnation du secretum recouvrant les granulations papillomateuses. Bien souvent, ces moyens ont suffi à tarir le liquide et à diminuer le volume de la tumeur.

Le Professeur Pinard a l'habitude de recommander les compresses de tarlatane trempées dans une solution d'hydrate de chloral au 1/40 et renouvelées toutes les 3 heures. Cette pratique simple ne lui a donné que d'excellents effets. Le sublimé au 1/1000 est un des antiseptiques les plus sûrs. L'acide phénique au 1/50 peut donner de bons résultats, mais il faut toujours se méfier des érythèmes que peut faire surgir cet antiseptique. Dans l'ordre des poudres, on utilise la poudre d'iodoforme, l'iodol, l'aristol, la résorcine, le dermatol et le sous-nitrate de bismuth, toutes poudres ayant l'avantage de dessécher les végétations et de tarir l'écoulement. Les corps gras associés aux antiseptiques ne doivent être employés que dans les cas de grande inflammation des régions sous-jacentes aux végétations. A côté de ces poudres antiseptiques on trouve les poudres inertes ou isolantes, donnant parfois quelques résultats heureux. Au premier rang, il faut citer les poudres d'amidon, d'oxyde de zinc, qui, saupoudrées sur un tampon, isolent, par leur interposition les parties les unes des autres.

Ligature. — La ligature sourit souvent au médecin, lorsqu'il se trouve en présence d'une végétation pédiculée et isolée, mais il doit se rappeler qu'elle est souvent inefficace, si le pédicule n'est pas suffisamment pris. Pour bien lier une végétation, il sera bon de l'attirer à soi avec une pince quelconque, de façon à en faire bien saillir le pédicule et de l'étreindre fortement à sa base avec un fil de soie. Douloureuse quelquefois, la ligature peut être insupportable : aussi fera-t-on bien, dans certains cas d'y renoncer.

Diday et Doyon recommandent dans les pédicules grêles d'étreindre la base des végétations avec un fil de soie pour les voir tomber en deux ou trois jours. Mais, suivant nous, c'est dans les cas de végétations volumineuses pédiculées, où l'on craint les hémorrhagies consécutives, que l'on tirera bénéfice de la ligature préventive, posée 4 ou 5 jours avant l'ablation. On devra même se faire une règle de ce principe chaque fois que l'on aura à intervenir chez des femmes enceintes, dont les régions génitales sont toujours gorgées de sang.

Arrachement. — L'arrachement d'une manière quelconque, pince ou doigt, quoique d'un procédé facile, est douloureux et n'est pas à l'abri des récidives. Presque toujours, c'est pour la végétation pédiculée que l'on applique ce procédé et c'est pourquoi l'on voit la plupart du temps la végétation se rompre au-dessus de son pédicule. Ce procédé, sans aucune action sur la base d'implantation, doit être méthodiquement rejeté, à moins que l'on ne complète l'intervention par un raclage ou une cautérisation énergique avec le crayon de nitrate argentique, mais il n'en reste pas moins, à notre avis, un procédé doublement douloureux et indigne de la thérapeutique moderne.

Ecrasement linéaire. — L'écrasement linéaire appliqué au traitement des végétations est douloureux et peu facile à exécuter ; d'ailleurs, on ne peut, sans précision aucune, en limiter la portion à sanctionner. L'écraseur linéaire ou le serre-nœud ne peuvent s'appliquer qu'aux masses proliférantes, peu étalées, quoi qu'en ait dit Chassaignac, dans son traité de l'écrasement linéaire. Cet auteur préconisait et recommandait les ligatures multiples, et dans les cas réels de difficulté, l'écrasement linéaire. Malgré la bienveillance dont il entoura son écraseur, Chassaignac n'expérimenta qu'une seule fois son écraseur sur des végétations? Etait-ce à cause de la difficulté de l'application de l'instrument, ou à cause de la douleur ? Peut-être les deux à la fois. En tout cas, depuis, la tentative ne nous paraît pas avoir été renouvelée.

Grattage, raclage, écrépage. — Le traitement par le grattage semble s'appliquer aux végétations agglomérées, petites ou volumineuses, sessiles ou pédiculées. Castilhon, dans sa thèse inaugurale, nous donne la technique que suivent dans ce cas quelques chirurgiens. L'arsenal chirurgical de Péan est des plus simples : une curette de Volkmann de grande dimension. Pour Le Dentu, l'instrument de choix se trouve être une rugine tranchante sur les bords et courbe sur le plat. Cette rugine d'après le chirurgien, est ainsi bien supérieure à la curette par la forme de son manche qui permet de l'avoir bien en main, et aussi, par la longueur et la forme de son arête tranchante. Comme on peut le penser, l'opération est toujours douloureuse par elle-même et par la forte tension qu'on est obligé d'exercer sur les téguments pour en augmenter la résistance à la curette. Ceci fait, la curette racle et gratte les végétations qui tombent sous le tranchant de l'instrument. La malade perd ainsi tout au plus 30 à 40 gr. de sang. Et après un pansement à l'iodoforme, la guérison survient au bout de 3 ou 4 jours. Opération rapide, hémorrhagie insignifiante comparée à celle de l'excision, cicatrisation en quelques jours, et pas de récidive, tels sont les arguments développés par M. Castilhon en faveur de cette méthode. Le reproche qu'on peut lui faire c'est qu'une fois le premier coup de curette donné, le champ opératoire disparaît sous une couche de sang et de caillots, cachant complètement aux yeux les végétations naissantes.

L'écrépage, procédé de M. Lefort, consiste avec une branche de ciseaux démonté (formant ainsi un instrument mousse) à gratter avec le tranchant les nombreuses végétations bigarrant la peau, qui, dans ce cas, doit être encore fortement tendue. On enlève de la sorte, non seulement les parties exubérantes de la végétation, visible à l'extérieure, mais encore une partie plus profonde s'enfonçant dans les téguments et qui n'est autre que la racine. D'après M. Rebillard, une ou deux séances suffiraient à amener la guérison. En cas d'hémorrhagie, il recommande l'usage d'un petit tampon de ouate imbibé de perchlorure de fer, qui en tarirait toujours l'écoulement.

Excision. — Dans la *Gazette médicale de Paris* de 1844, Boys de Lourys et Costilhes vantaient déjà les bienfaits de l'excision pour les petites végétations. Ils enlevaient le plus possible de peau ou de muqueuse, qui servait de base aux pédicules.

Malgré cette conduite, ces hommes consciencieux reconnurent que ce moyen ne suffisait point et que les végétations repullulaient. C'est alors qu'ils eurent l'idée, après l'excision, d'enduire les parties sectionnées avec une solution caustique qui, par ses effets, releva à leurs yeux l'excellence de la méthode.

C'était un mélange composé de :

Sublimé corrosif...................... 10 gr.
Laudanum de Sydenham.......... 10 gr.
Eau distillée .... 500 gr.

Plus tard, pour ces petites végétations, on appliqua l'anesthésie locale par l'éther et la cocaïne, moyens souvent fort inefficaces, comme chacun le sait.

Pour nous, n'en ayant retiré aucun avantage, nous avions fini par nous adresser au stypage de chlorure de méthyle dont l'application anesthésique était quelquefois très incertaine ou dépassait trop souvent les limites que nous nous étions données.

Puis, l'apparition d'un anesthésique dermique nouveau sous forme de siphon à jet filiforme nous a fait, depuis un an, modifier avantageusement notre manière de faire, comme on va le voir.

Aujourd'hui que le chlorure d'étyle existe, il est facile par le jet fin et fort maniable du tube Bengué d'enlever, sans douleur aucune, aux ciseaux ou au bistouri, des tumeurs sessiles ou pédiculées de volume variable. Le pédicule de la végétation sous l'action du réfrigérant, appliqué en une zone limitée, et précise, s'étrangle en se colorant en blanc nacré et s'énuclée pour ainsi dire du derme avec toute sa racine. A ce propos, il faut se souvenir que le pédicule et la base de chaque végétation ont pour charpente du tissu conjonctif homogène, au milieu duquel sont situées les artères, les veines et les capillaires et que c'est sur ce tissu conjonctif qui se resserre en amenant la vaso-constriction de la végétation, qu'a lieu l'action réfrigérante du chloréthyle.

En général, avec cette pratique la section aux ciseaux est des plus simples et l'on n'a de la sorte à redouter aucune hémorrhagie.

Pour les tumeurs, dont le pédicule ou la base d'implantation dépasse le volume du pouce, il est bon d'anesthésier une portion de la végétation et de la saisir avec une pince, puis, la tenant tendue, de diriger le jet de chlorure d'éthyle tout autour de la base d'implantation. Ceci obtenu, la section a lieu avec de forts ciseaux.

Si l'on se trouvait en présence d'une tumeur trop volumineuse, il faudrait rejeter l'anesthésie locale pour le chloroforme.

Puis, en complément de l'ablation des végétations, nous luttons toujours contre leur cause, l'acidité des humeurs, qui imprègnent la zone génitale, par des lavages biquotidiens de liqueur de Labarraque suivie immédiatement d'une pulvérisation de poudre de bicarbonate de soude et de ouate hydrophile. Ce pansement est ainsi continué sans aucun arrêt pendant quinze jours à trois semaines, de manière à neutraliser les humeurs venues de l'urèthre et du vagin. Et l'uréthrite, cause première des végétations, n'est pas oubliée et est traitée avec vigueur.

Telle est la conduite que nous tenons journellement dans le service de M. Verchère, chirurgien de Saint-Lazare, et dont nous avons tout lieu de nous féliciter tant à cause des résultats excellents que de la technique opératoire si simple.

A côté de cette opération simple, M. Mauriac préconise l'excision aux ciseaux en deux temps : 1º l'incision ; 2º le raclage. Il gratte la surface muqueuse ou cutanée avec un bistouri convexe préalablement émoussé, puis, pour arrêter l'hémorrhagie consécutive, il fait de la compression simple ou encore l'application d'un tampon de ouate imbibée de perchlorure de fer. Dans les cas d'ablation de végétations volumineuses pour prévenir l'hémorrhagie il emploie des serres-fines qui rapprochent entre eux les éléments cutanés. Hegar et Kaltenbach, dans leur Traité de Gynécologie opératoire, indiquent un procédé comportant deux temps pour les végétations d'un certain volume : la ligature et l'excision. On fait, disent-ils, l'ablation des tumeurs pédiculées de la vulve en saisissant préalablement le pédicule dans une ou plusieurs ligatures en masse et en les sectionnant ensuite avec le couteau, les ciseaux ou le thermo-cautère.

En somme, malgré les différentes façons que l'on a de

faire disparaître les tumeurs papillaires, c'est à l'excision, par sa rapidité et son innocuité, que l'on doit presque toujours s'adresser.

Cautères. — C'est au thermo-cautère qu'a souvent recours M. Le Blond, médecin de St-Lazare, lorsqu'il se trouve en présence de végétations de moyennes dimensions. Il préfère ainsi donner le chloroforme et en finir une bonne fois avec des végétations, qui sont, suivant lui, par trop récidivantes avec d'autres procédés. La seule critique que l'on pourrait soulever, ce serait de reprocher à la cautérisation avec chloroforme de passer à l'état de véritable opération, En 1888, M. Baudier, dans sa thèse inaugurale, mettait aussi en relief le thermo-cautère dans le traitement des plaques muqueuses hypertrophiques persistantes chez la femme et des condylomes végétants qui en sont souvent la conséquence.

Pour nous, le thermo-cautère et le galvano-cautère rendent d'immenses services dans les grosses tumeurs, lorsque l'on donne le chloroforme ou que l'on emploie la ligature élastique avant la section ignée. Mais cette ablation au thermo-cautère, sans anesthésie, est si douloureuse qu'elle doit presque toujours être rejetée ; il en est de même pour les petites tumeurs où l'anesthésie est pratiquée avec l'éther ou le chlorure d'éthyle, liquides essentiellement inflammables pouvant amener des désordres considérables.

Il est encore à notre avis un cas, où la pointe du thermo-cautère est efficace et utile, c'est sûrement lorsque la section a été faite aux ciseaux et que l'on veut détruire la racine jusque dans le derme. Avec un léger courant d'eau froide sur les parties excisées durant 4 à 5 minutes pour diminuer la douleur et le couteau du thermo-cautère chauffé au rouge vif, on obtient tout le bénéfice désirable de ce petit complément opératoire.

2° VÉGÉTATIONS DE L'URÈTHRE.

Décrivant les tumeurs polypoïdes de l'urèthre, les tumeurs douloureuses d'Alp. Guérin, M. Michaux classe les végétations en 4 catégories :

1° Les végétations dues à une hypertrophie simple d'un pli de muqueuse saine ou enflammée et qui ne récidivent jamais ;

2° Les végétations formées par des tumeurs glandulaires constituées par l'hypertrophie glandulaire et due à l'infection blennorrhéique ;

3° Les végétations vasculaires connues sous le nom d'hémorroïdes de l'urèthre de Richet et nécessitant quelques ménagements ;

4° Enfin, dans la première portion de l'urèthre et autour du méat, les tumeurs papillaires, qui sont de beaucoup les plus fréquentes et qui sont compatibles des divers traitements que nous allons exposer.

Dues en général à l'écoulement blennorrhagique, ces tumeurs siègent sur la paroi la plus déclive, c'est-à-dire sur la paroi inférieure du canal, mais il n'est pas rare de rencontrer vers le méat des végétations implantées sur les différentes parois. Lorsque les végétations prédominent sur la paroi inférieure, il est aisé de s'en rendre compte par le palper, qui donne sur tout le parcours du canal une sensation de nodosité en même temps qu'un épaississement de la paroi envahie.

Différents traitements ont été employés pour la curabilité de ces papillomes.

Les cautérisations avec le crayon de nitrate d'argent d'abord, et les mèches de coton hydrophile, imbibées d'acide acétique pur, n'ont amené que des déceptions.

Puis, on a essayé sans succès l'arrachement et le broiement de ces tumeurs, entre les mors d'une pince à forcipressure. Méthode douloureuse s'il en fut ! Et encore fallait-il que les végétations fussent implantées sur les bords du méat.

A côté de cette méthode douloureuse pour les végétations accessibles, existe une méthode plus simple : c'est l'excision aux ciseaux courbes avec l'anesthésie au chloréthyle, et la mèche post-opératoire de coton hydrophile saupoudrée de bicarbonate de soude. Tel est notre procédé de choix.

La destruction peut encore dans ce cas s'obtenir très bien

par l'emploi du thermocautère ou du galvanocautère ; mais,
de cette façon, il faut amener auparavant la dilatation lente
de l'orifice avec des tiges de laminaire, renouvelées à chaque miction, ou se servir de l'écarteur dilatateur temporaire.
Ce procédé, excellent par ses résultats, a malheureusement
le désavantage d'être très douloureux et de ne pouvoir être
exécuté sans douleur que sous le chloroforme. Voulant mon-
trer un inconvénient de cette dernière méthode, Stechow,
dans les *Annales de Gynécologie* de 1882, a rapporté une mé-
saventure qui lui arriva dans une intervention sur les végétations uréthrales. Ce praticien avait enlevé une deuxième
fois une végétation sessile de la paroi inférieure de l'urèthre.
Un an et demi après, devant la récidive d'une végétation volumineuse sur la cicatrice, il voulut employer le thermocautère. A la suite de cette opération, il se produisit une inconti-
nence d'urine qui nécessita plus tard une restauration et qui
lui fit regretter sa cautérisation.

Si les produits néoplasiques occupent la portion profonde
de l'urèthre, le curetage avec insensibilité de la muqueuse
par la cocaïne est un des meilleurs procédés. Après avoir
laissé dans le canal, 10 minutes environ, une mèche imbibée et renouvelée d'une solution au 1/5 de cocaïne, on in-
troduit une petite curette tranchante de Volkman que l'on
tient de la main droite. On porte en même temps l'index
de la main gauche sur la portion uréthro-vaginale, corres-
pondant à la paroi inférieure de l'urèthre pour en faire un
plan résistant et l'on gratte d'arrière en avant. Il est bon de
temps en temps d'interrompre le curettage pour nettoyer
l'urèthe et le balayer du sang et des débris de végétations,
avec une solution d'eau boriquée.

L'écoulement sanguin, succédant à ce petit curettage, se
tarit par la simple compression digitale ou celle de ouate
imbibée d'eau boriquée et introduite dans l'urèthre. Le traitement consécutif doit s'adresser à l'uréthrite et doit se faire
avec une injection antiseptique, tel que le sublimé.

Quand la récidive est fréquente et bien localisée, ou que
la tumeur est très volumineuse et gênante pour la miction,
on peut comme l'ont fait Schwartz et Michaux, exciser cette

paroi sur la ligne médiane et en réséquer une portion. C'est ce que fit aussi, en 1882, Stechow pour des végétations empêchant la miction. Il fit l'ablation de la tumeur et de la paroi, puis la suture des parois et obtint finalement la guérison en 4 semaines.

L'écouvillonnage seul, préconisé par quelques praticiens, ne peut réussir que dans les cas de végétations uréthrales saignantes et molles. Aussi doit-on avoir peu de confiance en ce moyen, qui ne peut agir que fort superficiellement.

L'électrolyse linéaire, pratiquée à titre d'essai à Saint-Lazare, n'a pas donné de meilleurs résultats que l'écouvillonnage.

Nous ne parlerons point des antiseptiques et des agents microbicides, tels que le bleu de méthylène, la fuchsine, le sublimé, que nous avons utilisés plutôt contre la blennorrhée que contre les végétations, et qui n'ont, d'ailleurs, amené, chez celles-ci, aucune modification appréciable tant qu'a duré l'écoulement blennorrhéique.

En dehors de la classification de M. Michaux que nous faisions connaître plus haut, M. Terrillon cite trois cas chez des femmes, où les végétations de l'urèthre et du méat étaient sous la dépendance d'une tuberculose vésicale, et, où il vit succéder à ces végétations de la cystite tuberculeuse. Ce chirurgien fait remarquer que les différentes opérations que l'on peut faire sur ces productions et en particulier les cautérisations énergiques qu'il fit, ne firent qu'exagérer les douleurs. Le soulagement, dans ces cas, ne put s'obtenir qu'au moyen d'attouchement avec une solution faible de nitrate d'argent et le pronostic devant le processus envahisseur de la vessie devint de plus en plus grave.

3° VÉGÉTATIONS DU CLITORIS.

Sur le clitoris l'ablation d'une végétation doit être pratiquée avec toutes sortes de précautions au moyen des ciseaux, du thermocautère ou de la ligature élastique. Quoi qu'il choisisse, l'opérateur ne saurait trop se dispenser d'avoir comme préoccupation constante, le ménagement intégral de l'organe érectile.

4° Végétations du vagin et du col utérin

Rares sur ces organes, les végétations y sont le plus souvent isolées et pédiculées ; et, comme toujours, elles siègent aux parties les plus déclives, c'est-à-dire dans le cul-de-sac postérieur, sur la paroi inférieure du vagin et sur la lèvre inférieure du col. Les végétations sessiles sont abrasées avec la curette tranchante et les pédiculées sont excisées aux ciseaux courbes. Puis le tamponnement vaginal bien fait avec de la ouate saupoudrée de bicarbonate de soude ou de poudres antiseptiques est presque un sûr garant de la non réapparition de l'hypertrophie papillaire.

5° Végétations chez les femmes enceintes.

La question de savoir s'il n'est pas nuisible d'intervenir pour des végétations durant la grossesse est toujours fort controversée. Les uns repoussent toute opération à moins que la tumeur soit par trop volumineuse et amène une gêne dans l'accouchement. D'autres, avec des preuves à l'appui, consentent et même préfèrent enlever ces nids à putréfaction, siégeant à l'entrée de la filière génitale. Verneuil est des premiers ; il prétend qu'il ne faut jamais soumettre les femmes enceintes à aucune opération si minime qu'elle soit, surtout si l'action chirurgicale porte sur la sphère génitale. Velpeau, Pamard, Tillaux, opèrent et n'ont aucun accident. Dans sa thèse inaugurale, Decoster rapporte à ce sujet que Desprès, sur 6 femmes enceintes qu'il opéra, aucune n'avorta. Velpeau fut moins heureux : sur une opération au bistouri, il eut un avortement, et Gaillet, sur 3 opérées, compta trois avortements. Guéniot dit, lui, que le traumatisme ne peut gêner en rien la grossesse, quand il n'existe aucune disposition morbide antérieure. Enfin, survint la fameuse discussion au sein de la Société de Chirurgie, où les uns ne voulaient pas entendre parler d'opérations sous prétexte que les végétations ne gênent guère l'accouchement et qu'elles disparaissent d'elles-mêmes après l'acte physiologique ; où les autres la voulaient, prétendant que les végétations sont une

source de souffrances vives et insupportables et de suppura
ration fétide, quelquefois même d'hémorrhagie grave, comme
dans les cas d'Alphonse Guérin et de Charpentier.

Aujourd'hui, la plupart des accouchements semblent s'en
tenir à la méthode antiseptique.

Dans ces cas, M. Pinard emploie simplement à l'état con-
tinu des compresses trempées dans la solution d'hydrate de
chloral au 1/40 et en retire de bons résultats. Pour M. Porak,
le mieux est de commencer dès le début de la grossesse à soi-
gner les végétations par l'antisepsie et d'intervenir dans les
cas de gêne. Durant la gestation il fait des cautérisations
avec des solutions de nitrate d'argent au 1/50 et au 1/25 pour
détruire et stériliser ces papilles hyperplasiées. Puis si l'emploi du nitrate argentique n'est pas suivi de douleurs, ni de
contractions utérines, qui fassent prévoir que l'on ait affaire
à une femmes dont l'utérus soit particulièrement irritable,
on peut utiliser des caustiques plus énergiques ou l'instrument tranchant. Là, l'acide chromique et le nitrate acide
de mercure sont les caustiques auxquels M. Porak donne la
préférence. Enfin au moment de l'accouchement et pendant
les couches, il fait faire des lavages avec une solution de nitrate d'argent au 1/100.

Si, en effet, il arrivait, par hasard, que des tumeurs papillaires fussent très considérables et pussent entraîner une
gêne pour l'expulsion de l'enfant, on fera toujours bien d'intervenir. Mais on se souviendra que toutes végétations chez
les femmes enceintes reposent sur des tissus gorgés de sang
et gonflés par des veines en état de dilatation variqueuse et
l'on peut par une opération intempestive créer une hémorrhagie grave, une phlébite, une adénite ou un avortement.
Pour se mettre à l'abri de l'imprévu, il sera bon d'appliquer
l'excision en 2 temps : d'abord la ligature élastique pour atrophier les tissus et les vaisseaux de la végétation et le thermo-
cautère pour faire la section du pédicule.

II. — Traitement interne.

Plusieurs praticiens ont cherché à agir sur les végétations par les médicaments donnés par la voie gastro-intestinale et ainsi à en obtenir la régression. Ils y sont, paraît-il, arrivé. A côté d'eux, d'autres, sans doute, se sont plu à reconnaître que ce traitement, appliqué durant des mois, ne pouvait que prévenir l'apparition et arrêter le processus hyperplasique. C'est ce que nous croyons le plus volontiers. La plupart se sont adressés au thuya occidentalis. M. Constantin Paul a obtenu ainsi une guérison de nombreuses végétations non syphilitiques avec XXX gouttes matin et soir de thuya occidentalis. Dans les cas rebelles, il conseille de recourir à des doses plus fortes (la teinture n'étant pas toxique). M. Menier, dans sa thèse du traitement des végétations par la teinture de thuya occidentalis, rapporte plusieurs faits de guérison. Cette teinture, qu'il faisait prendre à l'intérieur à la dose de X à XX gouttes, lui fit voir, au bout de quelques jours, les végétations se faner, s'atrophier et s'émietter pour disparaître complètement.

Depuis ces recherches, faute d'autres preuves convaincantes, la méthode est retombée dans l'oubli.

Enfin comme conséquence logique de notre traitement local, appliqué contre l'acidité de l'écoulement blennorrhagique, cause de la production des végétations, nous donnons systématiquement à toutes les femmes, atteintes de végétations, le bicarbonate de soude à l'intérieur de 2 à 5 gr., car nous avons tout lieu de penser que cet alcalin agit par son absorption sur tous les liquides de l'organisme.

III. — Traitement général.

Chez les diabétiques, le traitement général doit chercher et parvenir à diminuer, faire disparaître même, par un régime approprié, la glycose des urines qui amène l'inflammation particulière des organes génitaux et le prurit intense qui l'accompagne. Les individus porteurs de grosses végétations suintantes ou ulcérées et qui ont été quelque temps sous l'action de l'anémie et la fièvre consécutives devront être relevés par les toniques et les fébrifuges comme le sulfate de quinine en même temps qu'ils seront soumis aux soins généralement accordés aux lésions locales. Et, le traitement général, qui semblait au premier abord superflu, démontrera dans tous ces cas *toute son utilité*.

En forme de conclusion, nous dirons tout d'abord :

1° Que les végétations étant le produit d'une hyperactivité des papilles du derme, occasionné par l'acidité d'écoulements divers (blennorrhagie le plus souvent), il faut modifier cet état par l'antisepsie et neutraliser le terrain par des alcalins. On atteindra ce but en faisant choix avant toute intervention, de lavages avec la liqueur de Labarraque. Ce traitement seul a suffi, dans certains cas, à amener souvent l'arrêt, quelquefois même la régression des végétations.

2° La région qui conserve ces hyperplasies papillaires, ne demandant qu'à s'enflammer au moindre contact ou frottement, devra en être rapidement débarrassée. De tous les moyens que nous avons passé en revue et que nous avons essayé nous-même, nous préférons ceux-ci : Toutes les végétations sessibles ou pédiculées doivent être traitées par l'excision ; les petites et les moyennes aux ciseaux avec anesthésie au chlorure d'éthyle, les grosses seules, au thermocautère avec chloroforme. Seules, les végétations de l'urèthre postérieur sont susceptibles de la cocaïne et de la curette tranchante.

3° L'opération terminée, il reste à combattre la récidive : d'abord en traitant par les moyens appropriés la blennorrhagie localisée ; puis en entretenant un terrain réfractaire à la repullulation.

A ce propos, nous ne saurions encore trop recommander les fréquents lavages avec la liqueur de Labarraque, et les applications répétées de ouate saupoudrée de bicarbonate de soude donnant, en dehors de son action chimique, l'avantage d'isoler les parties qui ont été atteintes de végétations et qui ont déjà commencé à subir une légère macération.

Imp. Vve Louardt, 33, rue des Batignolles, 33, Paris.

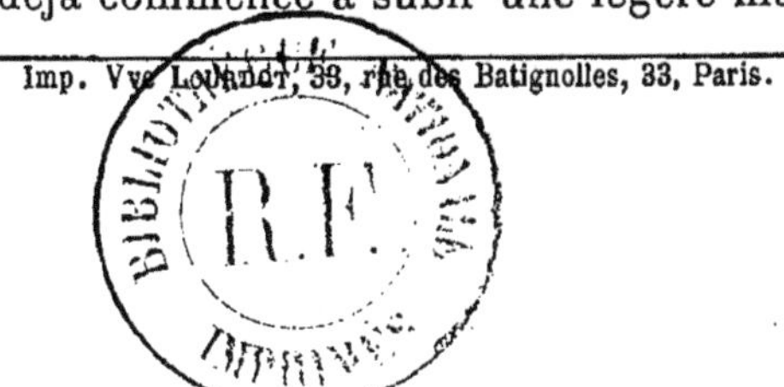

Imp. Veuve Lourdol, 33, rue des Batignolles, Paris.

www.ingramcontent.com/pod-product-compliance
Ingram Content Group UK Ltd.
Pitfield, Milton Keynes, MK11 3LW, UK
UKHW020909140726
13695UKWH00006B/2424